CONTRIBUTION A L'ÉTUDE

DE

L'ALBUMINURIE TRANSITOIRE

DES SATURNINS

PAR

Charles SÉGUIN

DOCTEUR EN MÉDECINE DE LA FACULTÉ DE PARIS

PARIS

ALPHONSE DERENNE

52, Boulevard Saint-Michel, 52

1883

CONTRIBUTION A L'ÉTUDE

DE

L'ALBUMINURIE TRANSITOIRE

DES SATURNINS

PAR

Charles SÉGUIN

DOCTEUR EN MÉDECINE DE LA FACULTÉ DE PARIS

PARIS

ALPHONSE DERENNE

52, Boulevard Saint-Michel, 52

1883

A MON PÈRE ET A MA MÈRE

A MES AMIS

A MES MAITRES DANS LES HOPITAUX DE PARIS

A M. LE PROFESSEUR HARDY

MON PRÉSIDENT DE THÈSE

CONTRIBUTION A L'ÉTUDE

DE

L'ALBUMINURIE TRANSITOIRE

DES SATURNINS

AVANT-PROPOS

Ce ne fut qu'à partir de la découverte de Bright que l'attention put être portée sur l'albuminurie dans l'intoxication saturnine. Elle fut l'objet des remarquables études de M. le professeur A. Ollivier, études cliniques et expérimentales qui marquèrent le début des recherches entreprises par les auteurs.

J'ai eu l'occasion de voir, dans le service de M. le docteur Hanot, à l'annexe de l'Hôtel-Dieu, et dans divers services des hôpitaux de Paris, un certain nombre d'albuminuries transitoires chez des saturnins, et j'ai pu en réunir quelques observations. J'eus l'idée, à l'instigation de mon maître, M. le docteur Hanot, d'en faire le sujet de ma thèse inaugurale, en les réunissant à celles qui sont éparses dans les divers travaux publiés sur ce sujet.

Je ne puis commencer ce travail sans payer un juste

tribut de reconnaissance à M. Hanot, médecin des hôpitaux, agrégé à la Faculté de Médecine de Paris, que j'ai toujours trouvé désireux de m'être utile et agréable.

Je dois remercier particulièrement M. Alb. Robin, médecin des hôpitaux, agrégé de la Faculté de Médecine de Paris, de la communication qu'il a bien voulu me faire de documents importants, de l'extrême obligeance avec laquelle il m'a toujours accueilli et de ses excellents conseils qui ne m'ont jamais fait défaut.

Je me propose d'exposer dans cette thèse un certain nombre de faits cliniques, au moyen desquels je m'efforcerai d'établir la coïncidence des accidents aigus du saturnisme avec un albuminurie plus ou moins abondante et passagère ou avec une excrétion plus considérable, mais également passagère, d'acide urique ou d'urates.

Je me propose d'écarter de ma description les albuminuries résultant de la néphrite saturnine constituée, ainsi que les albuminuries que l'on rencontre dans la cachexie saturnine profonde, au même titre, du reste, que dans toutes les autres cachexies.

Cette étude sera divisée en quatre chapitres. Dans le premier chapitre, j'exposerai brièvement l'historique de la question. Le second sera consacré à l'étude clinique qui fait le fond de ce travail. J'examinerai dans le troisième la pathogénie des altérations urinaires mentionnées plus haut ainsi que leurs terminaisons possibles : le quatrième sera réservé aux conclusions.

Bien que je n'aie pas la prétention d'aborder une question nouvelle et moins encore celle de la résoudre, ce n'est pas sans une grande défiance de moi-même que j'aborde une tâche qui me semble bien au-dessus de mes forces. Heureux si cette étude, si imparfaite qu'elle soit, peut amener des esprits plus autorisés et guidés par de nouvelles recherches et par des observations plus nombreuses et plus complètes que les miennes, à la solution exacte du problème que j'ai tenté d'aborder.

Veuillent mes juges excuser mon inexpérience et les défaillances inséparables du début.

Qu'il me soit permis d'adresser à M. Hardy, professeur de *Clinique médicale*, tous mes remerciements pour avoir bien voulu accepter la présidence de cette thèse.

HISTORIQUE

La connaissance de l'action nuisible du plomb sur l'économie remonte à Nicandre. Mais l'albuminurie dans le saturnisme a été longtemps méconnue et il faut arriver jusqu'à Tanquerel des Planches (Traité des maladies de plomb. T. I, 1840) pour la trouver mentionnée, pour la première fois. Cet auteur signale la coïncidence de la colique saturnine et de la néphrite albumineuse, mais n'établit entre elles aucune relation de cause à effet.

Cependant auparavant, Grisolle (Thèse de Paris 1835) invoquait l'existence de la cachexie pour expliquer l'albuminurie des saturnins. Rayer (Traité des maladies du rein, t. II) rapporte un cas d'albuminurie persistante chez un saturnin.

Plus récemment OEttinger (Canstatt's Jahrbücher 1858) mentionne l'albuminurie saturnine et étudie l'action de l'iodure de potassium dans le traitement de la dyscrasie saturnine.

Des cas semblables furent observés en Angleterre et en Allemagne sans que les médecins y vissent autre chose qu'une simple coïncidence, sans relation de causalité. Goodfellow, par exemple, constate l'albuminurie chez un peintre en bâtiments et l'attribue à l'action combinée du froid et de l'essence de térébenthine.

Becquerel et Vernois (*Moniteur des Hôpitaux*, 1856) signalent l'albuminurie passagère dans la colique de plomb;

ils en expliquent le mécanisme par une hyperhémie mécanique ou passive du rein.

Lancereaux (*Gazette médicale* 1862). dit qu'il a eu plusieurs fois l'occasion de rencontrer l'albuminurie dans l'intoxication saturnine et il donne l'altération rénale à titre de renseignement d'autopsie, sans y attacher le moindre rapport de causalité.

Il faut arriver en 1863 pour voir s'établir entre le saturnisne et l'albuminurie une relation de cause à effet. M. le D^r A Ollivier (*Archives générales de médecine* 1863, 6° série, t. II) fait des expériences sur les animaux en cherchant à les soumettre à des conditions identiques à celles où se trouvent les ouvriers cérusiers. Dans de nombreuses observations, il constate la présence de l'albuminurie, soit persistante, soit passagère; lui donne le nom d'albuminurie saturnine et cherche à lui assigner pour cause l'irritation rénale produite par l'élimination du plomb.

Depuis cette publication, Lancereaux (*Union médicale*, 1863), présenta des faits d'albuminurie saturnine avec autopsies et où il a trouvé des lésions rénales. Contrairement à M. Ollivier, il prétend que l'albuminurie fait partie du cortège de la cachexie saturnine, mais qu'elle n'est pas un symptôme du début. Les travaux se multiplient sur la question. Charcot et Gombault (*Archives de physiologie normale et pathologique* 1873, T. V) étudient le rein des saturnins dont les caractères macroscopiques avaient été déjà décrits en Angleterre par Garrod, Grainger-Stewart, Dickinson et Robert. Malassez (*Société de biologie* 1873, t. V) expose ses recherches sur l'anémie saturnine et invoque pour cause l'altération par le plomb des organes for-

mateurs des globules rouges. M. le professeur Bouchard
(*Société de biologie* 1873, t. V, 5e série) étudie les altérations de l'urine chez les saturnins et admet la destruction
des globules rouges comme cause de l'anémie saturnine.
M. le professeur Renaut de Lyon (Thèse de concours d'a-
grégation 1875) donne une description remarquable de
l'albuminurie dans l'intoxication plombique. Tout récemment, M. Gaucher, interne des hôpitaux de Paris, a publié
(*Revue de médecine*, 1881) un mémoire sur les altérations
de l'urine chez les saturnins, mémoire sur lequel je me
propose de revenir.

OBSERVATIONS CLINIQUES

Faire voir, au moyen des observations que j'ai trouvées dans les auteurs, ainsi que par celles que j'ai pu recueillir moi-même, l'apparition fréquente ou d'une albuminurie plus ou moins intense et passagère ou d'une excrétion plus considérable, mais momentanée, d'acide urique ou d'urates, à chaque épisode aigu survenant dans le cours de l'intoxication saturnine, tel est le but que je me suis proposé.

En pareille matière, les faits prouveront plus que les mots, je les cite sans autre préambule clinique.

Les neuf observations qui vont suivre ont été extraites du mémoire de M. le docteur Ollivier (*loc. cit.*).

Observation I

Saturnisme invétéré. Cinq attaques de coliques de plomb. Deux albuminuries passagères.

Poulain E. 63 ans, peintre en bâtiments, entré le 25 avril 1863 à la Charité, salle Saint-Félix, 13, service de N. Guillot. Apparence robuste. Pas d'antécédents. Perd successivement 6 enfants. Peint depuis l'âge de 12 ans. Les coliques débutent le 21 avril. Teinte ictéroïde de la peau et des conjonctives. Liseré saturnin. Albuminurie qui diminue le 29 et disparaît le 30 en même temps que les autres accidents.

Le malade sort et rentre le 7 septembre à la Charité, salle Saint-Louis. Coliques et albuminurie qui disparaissent successivement les coliques le 14, l'albumine le 16. Le malade part guéri pour Vincennes.

OBSERVATION II

Saturnisme. Quatrième attaque de coliques de plomb. Albuminurie passagère.

Garcia P., 25 ans, peintre en bâtiments, entré le 14 septembre 1863, à la Charité, salle Saint-Félix 17. Service de N. Guillot.

Bonne constitution, sans antécédents pathologiques. Peintre depuis l'âge de 17 ans. Langue blanche, anorexie, constipation, coliques saturnines sans rétraction du ventre. Urines moins fréquentes et quelquefois plus difficiles. Albuminurie.

16, 17, 18 septembre. — Même état.

19. — Amélioration. Urination facile. Traces d'albumine.

20. — Plus d'albumine, le malade sort.

OBSERVATION III

Saturnisme. Quatrième attaque de coliques saturnines. Albuminurie passagère.

Biffe L., 32 ans, peintre en bâtiments, entré le 22

août 1863, à la Charité, salle Saint-Charles, 6, service de Piorry.

Apparence de bonne santé. Une blennorrhagie contractée au service, guérit en deux mois et demi. Excès alcooliques. Pleurésie à 18 ans. Peintre depuis l'âge de 13 ans. Les coliques qui l'amènent à l'hôpital ont débuté il y a trois jours. Liseré, haleine fétide. Arthralgies. Albuminurie.

24 août. — Les coliques et les douleurs arthralgiques disparaissent, l'albuminurie persiste.

28 août. — Plus d'albumine. Le malade sort.

Observation IV

Saturnisne profond. Accidents divers. Quatrième attaque de coliques de plomb. Albuminurie passagère.

Bochot, F., 66 ans, journalier, entré le 2 septembre à la Charité, salle Saint-Michel, service de Pelletan.

Pas d'antécédents. Bonne santé habituelle. Homme d'apparence vigoureuse. Trois attaques antérieures de coliques qu'il contracta à Clichy. Teinte ictéroïde. Liseré gingival. Commencement de paralysie. Coliques reparues le 1er septembre, douleurs modérées, constipation. L'albuminurie constatée le 2, persiste le 3 et disparaît le 4 septembre, le malade sort.

Observation V

Intoxication saturnine légère. Première attaque de coliques de plomb,
Albuminurie passagère.

M. D..., 27 ans, peintre en bâtiments depuis l'âge de
16 ans, entré le 17 juin 1863 à la Charité, salle Saint-
Michel, 15, service de Pelletan.

Pas de maladies antérieures. Malade depuis le 13. Liseré
peu prononcé, légère teinte ictéroïde. Coliques et céphalalgie. Légère albuminurie et urochrome.

18, 20, 22. — Même état.

23. — Céphalalgie et douleurs disparues, plus d'albumine dans l'urine. Le malade sort le 24.

Observation VI

Saturnisme invétéré. Nombreuses attaques antérieures de coliques de plomb.
Insuffisance aortique. Albuminurie passagère.

Durand J., 43 ans, peintre en bâtiments, entré le 4 septembre 1863, à la Charité, salle Saint-Jean de Dieu, 21,
service de Bouillaud.

Constitution robuste. Malade depuis cinq jours de coliques de plomb avec vomissements et constipation. Liseré
gingival, haleine fétide. Signes d'insuffisance aortique à
l'auscultation du cœur. Les urines donnent, par l'acide
nitrique et la chaleur, un abondant précipité d'albumine
qui disparaît trois jours après en même temps que les dou-

leurs et la constipation. Le malade sort le 24, conservant son insuffisance aortique.

Observation VII

Saturnisme. Deuxième colique de plomb. Myosalgies.
Albuminurie passagère.

Bourdin F..., 35 ans, peintre en bâtiments, entre le 24 novembre 1858 à la Charité, sàlle Saint-Jean de Dieu, 27, service de Bouillaud. Bonne santé habituelle, un an auparavant il eut sa première attaque de coliques saturnines qui dura quinze jours. Pas d'antécédents. Il y a trois jours, coliques, vomissements, anorexie, malaise général. Liseré gingival. Myosalgies.

28 novembre. — Examen des urines, léger précipité d'albumine.

Le malade sort le 6 décembre, guéri de ses accidents, ses urines ne sont plus albumineuses.

Observation VIII

Saturnisme. Septième attaque de coliques de plomb. Urines pâles.
Albuminurie passagère.

Asselin A..., 34 ans, peintre en bâtiments, entré le 1er juillet 1863 à la Charité, salle Saint-Félix, 18, service de N. Guillot. Homme vigoureux, habituellement bien portant. Peintre depuis l'âge de 14 ans. Six attaques antérieures de coliques de plomb sans autres accidents.

Coliques de moyenne intensité. Urines albumineuses et pâles.

Les coliques disparurent sous l'influence des purgatifs et le malade sortit guéri le 9 juillet, n'ayant plus d'albumine dans ses urines, toujours très pâles.

OBSERVATION IX

Saturnisme profond. Nombreuses attaques antérieures de coliques de plomb. Dysurie à chaque attaque. Albuminurie passagère.

Schumacher, 62 ans, peintre en voitures, entre le 12 juin à Beaujon, salle Saint-François, 2, service de M. Moutard-Martin. Homme d'apparence chétive, jouissant cependant d'une bonne santé habituelle. Rhumatisme antérieur (?) Peintre depuis l'âge de 25 ans, à partir de 1852, plusieurs attaques de coliques par an. Dysurie à chaque attaque, cinq ou six jours avant son entrée nausées, constipation, haleine fétide, douleurs articulaires et coliques violentes. Les douleurs s'amendèrent en quinze jours au moyen des purgatifs. Une albuminurie notable fut constatée pendant les quatre ou cinq premiers jours, il en existait à peine des traces à la sortie.

OBSERVATION X

(Tirée de la thèse d'agrégation de M. le professeur Renaut et communiquée par M. Alb. Robin). — Saturnisme. — Deuxième attaque de coliques de plomb. — Albuminurie passagère.

B..., 30 ans, salle Saint-Louis, 9, Beaujon, 1874.

Travaille dans le plomb depuis un an seulement. Bonne santé habituelle, pas d'antécédents. Coliques violentes depuis deux jours. On constate à l'entrée du malade une albuminurie abondante qui dure dix jours et disparaît ensuite.

Les quatre observations suivantes ont été extraites du mémoire de M. E. Gaucher, interne des hôpitaux de Paris, publié dans la *Revue de médecine*, 1881 (Altérations de l'urine chez les saturnins).

OBSERVATION XI

Saturnisme. — Teinte ictéroïde. — Deuxième attaque de coliques de plomb. — Albuminurie passagère.

Gauthier F..., 26 ans, émailleur sur verre, entré le 2 juin 1880, à Lariboisière, salle Saint-Landry, 23.

Liseré saturnin. Teinte ictéroïde de la peau et des conjonctives. Coliques violentes avec constipation. Pas d'autres accidents saturnins. Urines foncées et abondantes. Albuminurie passagère. Urée diminuée.

OBSERVATION XII

Intoxication saturnine. — Deuxième et troisième attaques de coliques de plomb. — Accidents encéphalopathiques légers. — Albuminurie passagère.

Thiébault Charles, 22 ans, peintre en bâtiments, entré le 29 avril 1880, à Lariboisière, salle Saint-Landry, 34.

Liseré saturnin. Céphalalgie. Pertes de connaissance avec accidents convulsifs. Urines pâles, peu abondantes, puis polyurie.

Albuminurie notable, ne disparaît que le 7 mai.

Le malade sort le 13 mai et rentre le 3 juin pris de coliques pour la troisième fois. Placé salle Saint-Landry, 16. Même état que lors de son entrée précédente. Urines foncées, d'abord rares, puis abondantes. L'albuminurie fut de nouveau constatée et persista jusqu'au 14 juin. On a noté en même temps une diminution de l'urée.

Cette observation présente plusieurs points remarquables sur lesquels je crois devoir insister. Rapidité de l'intoxication saturnine et de sa cachexie particulière chez un malade de 22 ans. Deux albuminuries passagères survenues à l'occasion d'accidents aigus. L'oligurie du début suivie bientôt de polyurie. Diminution de l'urée. Présence d'urochrome dans l'urine qui se rattacherait à une destruction globulaire plus considérable, d'après M. le professeur Bouchard (Soc. de Biologie 1873, t. V. p. 359).

OBSERVATION XIII

Saturnisme. Pas de coliques franches. Albuminurie passagère.

Duranton, 48 ans, peintre en bâtiments, entré le 29 avril 1880 à Lariboisière, salle Saint-Landry, 14.

Cet homme n'a jamais été atteint d'accidents saturnins bien caractérisés. Quelques périodes de constipation très éloignées, avec des douleurs très légères, tels sont les seuls accidents qu'il ait présentés. Liseré saturnin. Douleurs

abdominales sourdes, constipation. Polyurie. L'albuminurie fut constatée le 29 avril et cessa complétement le
4 mai.

OBSERVATION XIV

Saturnisme profond. Quatrième attaque de coliques de plomb. Teinte
ictéroïde.

Costa, 28 ans, peintre en bâtiments, entré le 16 juillet
1880 à Lariboisière, salle Saint-Landry, 17 bis.

Liseré saturnin. Teinte jaune pâle de la peau et des mu-
queuses. Coliques violentes. Albuminurie passagère.

OBSERVATION XV (Personnelle).

Saturnisme. Quatrième attaque de coliques de plomb. Albuminurie
passagère constatée pour la troisième fois.

Lioust Alfred, 44 ans, entré le 26 juillet 1882 à
l'Hôtel-Dieu annexe. Salle Saint-Antoine 36, service de
M. le Dʳ Hanot. Peintre en bâtiments depuis l'âge de
12 ans. Pas d'antécédents héréditaires. Jamais d'autres
maladies que celles résultant de sa profession. A 20 ans,
première colique de plomb, le malade resta 12 jours à la
Pitié.

En juillet 1878, deuxième colique de plomb, soignée
à Lariboisière dans le service de M. le Dʳ Siredey. En janvier 1882, troisième colique de plomb, soignée à Lariboisière, service de M. le professeur Jaccoud. Ces deux
dernières attaques furent accompagnées d'albuminurie, qui,

au dire du malade, fut cherchée et constatée dans les services où il fut traité. Ces albuminuries furent passagères et disparurent avant les sorties du malade. Bonne santé habituelle.

Constipation, coliques violentes le 24 juillet, le 25 vomissements et céphalalgie.

27. — Entrée à l'hôpital. Homme d'apparence vigoureuse. Artères légèrement athéromateuses. Coliques saturnines. Liseré. Urines rares, foncées, très albumineuses. Temp. m. 36°,8. S. 37°,2.

28. — Urines, 1000 grammes, contenant urée 13 gr. 3 et albumine 4 gr. par litre. T. m. 37°,4. T. s. 37°,8.

29. — Urines, 1000 gr., contenant urée 16 gr. 5 et albumine 4 gr. par litre. T. m. 37°,4. T. s. 37°,8.

30. — Urines, 500 gr., contenant 4 gr. d'albumine par litre. T. m. 37°,4. T. s. 37°,6.

31. — Urines, 750 gr. Albumine, 2 gr. par litre. T. m. 37°,4. T. s. 37°,6.

1er août. — Les accidents douloureux s'atténuent. Urines, 750 gr. Urée, 24 gr. 2. Albumine, 0 gr. 75 par litre. T. m. 36°,6. T. s. 37°,2.

2. — Urines, 750 gr. Albumine, 0 gr. 50 par litre. T. m. 36°,6. T. s. 37°,2.

3. — Urines pâles, 700 gr. Urée, 17 gr. 9. Albumine, 0 gr. 50 par litre. T. m. 36°,8. T. s. 37°,2.

4. — Urines, 1250 gr. Albumine, traces. T. m. 36°,4. T. s. 36°,8.

5. — Urines pâles, 1500 gr. Pas d'albumine. T. m. 36°,4. T. s. 36°,6.

6. — Le malade sort guéri. T. m. 36°,5.

Cette observation est remarquable à plusieurs points de vue :

1° Deux albuminuries antérieures coïncidant avec des accidents aigus ;

2° Albuminurie considérable au début, puis s'atténuant jusqu'à disparaître, observée pendant neuf jours et survenue comme les précédentes au moment d'un épiphénonème aigu de l'intoxication ;

3° Urines rares et colorées du début, abondantes et pâles de la fin des accidents ;

4° Diminution de l'excrétion de l'urée.

5° La température reste le plus souvent au-dessous de la normale sans jamais la dépasser.

OBSERVATION XVI (personnelle).

Intoxication saturnine. Attaques antérieures de coliques de plomb.
2e albuminurie.

Vicari D... 34 ans, peintre en bâtiments, entré le 23 mai 1882 à l'Hôtel-Dieu annexe, salle Sainte-Antoine, n° 11, service de M. le Dr Hanot. Peintre depuis l'âge de 12 ans. Bonne santé habituelle. Pas de maladies autres que celles qui relèvent de sa profession. Nombreuses attaques de coliques saturnines. Une attaque de l'année dernière fut accompagnée, d'après le malade, d'une albuminurie considérable constatée dans le service et qui disparut avant sa sortie. Coliques violentes depuis le 18 mai.

23 mai. — Malade d'apparence robuste, teinte ictéroïde de la peau. Rien d'anormal dans les organes. 2e bruit de

la base du cœur fortement claqué. Liseré ardoisé. Urines rares et colorées, pauvres en urée, renfermant une quantité d'albumine assez considérable.

Mêmes symptômes jusqu'au 10 juin, les douleurs seules ont cédé.

11 juin. — Urines abondantes, 3750 gr., de couleur vert pâle, contenant 4 gr. 33 d'urée par litre et seulement des traces d'albumine qui persistent encore à la sortie du malade le 18 juin.

OBSERVATION XVII (personnelle).

Saturnine. 3e attaque de coliques de plomb. Accidents encéphalopathiques.
Albuminurie passagère.

Genelli Ch. 49 ans, peintre, entré à la Pitié le 7 juin 1883, salle Monneret 34, service de M. Alb. Robin. Peintre depuis l'âge de 16 ans. Le début de sa colique remonte à 2 jours. Perte de connaissance. Liseré. État saburral. Douleurs abdominales violentes. Envies fréquentes d'uriner. Urines rares, 250 gr. foncées. Albumine qu'on peut évaluer à 2 gr. par litre et qui disparaît le 13 juin. Urines claires 1250 gr.

A partir du 9 juin, la température oscille autour de 36° avec 36°,6 pour maximum, elle descend même un jour au-dessous de 36°.

Les observations qui vont suivre ont trait à la présence de l'acide urique ou des urates en quantité exagérée dans les urines au moment des accidents aigus du saturnisme.

Ces observations sont extraites, les cinq premières de la
thèse d'agrégation de M. le professeur Renaut, et sont dues
à M. Alb. Robin, les quatre suivantes viennent du mémoire de M. le docteur E. Gaucher.

Observation XVIII.

Saturnisme léger. Première attaque de coliques de plomb. Albuminurie
passagère. Acide urique.

A.., 26 ans, peintre en bâtiments, salle Saint-Louis, 26.
Beaujon 1874.

Peintre depuis 10 ans. Jamais d'accidents aigns. Cachexie peu prononcée. Violentes coliques avec rétraction
abdominale et constipation opiniâtre remontant à quelques
jours. Albuminurie considérable et grande quantité d'acide
urique qui disparaissent rapidement.

Observation XIX.

Saturnisme invétéré. Cinquième attaque de coliques de plomb. Albuminurie transitoire. Acide urique et urates.

Martin Z., 37 ans, peintre, entré le 22 mai 1872 à
l'hôpital. Salle Saint-Raphaël (observation communiquée
par MM. Vulpian et Raymond).

Peintre en bâtiments depuis 17 ans. Pas d'antécédents
héréditaires ou personnels. Bonne santé habituelle. A été
atteint d'accidents saturnins divers, paralysie saturnine pour
laquelle il fut électrisé, encéphalopathie à forme convulsive
et quatre coliques de plomb antérieures. Une cinquième

attaque de violentes coliques l'amène à l'hôpital. Liseré
plombique, teinte ictéroïde des conjonctives et de tout le
tégument externe. On constate dès le premier jour, de l'albumine, de l'acide urique et des urates en quantité anor-
male dans l'urique. L'acide urique et les urates disparaissent rapidement, l'albuminurie ne cesse que le 15 juillet.

Observation XX.

Saturnisme invétéré. Neuvième attaque de coliques de plomb. Acide urique.

Al. 41 ans, peintre en bâtiments, Salle Saint-Louis,
25. Beaujon. 1874.

Peintre depuis 22 ans. Paralysie. Cachexie saturnine.
Teinte ictéroïde. Les accidents qui l'amènent à l'hôpital
sont des coliques sourdes, de l'anorexie absolue avec nausées et constipation. Haleine fétide et liseré gingival. Pendant les premiers jours de son séjour à l'hôpital on constate dans les urines la présence d'un diaphragme d'acide
urique par le procédé de Gubler.

Observation XXI

Intoxication saturnine. — Troisième attaque de coliques de plomb. — Acide
urique

C..., 48 ans, peintre en bâtiments, Salle Saint-Louis,
16. Beaujon 1874.

Arthralgies multiples. Teinte ictéroïde de la peau et des

conjonctives. Douleurs abdominales sourdes. Les urines présentent pendant les quatre ou cinq premiers jours un diaphragme d'acide urique.

Observation XXII

Intoxication saturnine légère. — Deuxième colique de plomb. — Sédiments uratiques.

Cl., peintre en bâtiments, Salle Saint-Louis, 16. Beaujon 1874.

Travaille dans le plomb depuis un an, a déjà été atteint une première fois de coliques saturnines. Peu de cachexie Abondant sédiment uratique, couleur minium.

Observation XXIII

Intoxication Saturnine. — Deuxième attaque de coliques de plomb. — Accidents encéphalopathiques légers. — Dépôt passager d'urates.

Defourny M., 39 ans, peintre en bâtiments, entré le 15 janvier 1880 à Lariboisière, Salle Saint-Landry, 1 bis.

Coliques violentes, constipation, céphalalgie. Liseré saturnin. Etat saburral. Urines rares et foncées. Dépôt abondant d'urates qui persiste jusqu'au deux février.

Quinze février. Urines abondantes et pâles.

Le malade sort le onze Juin, guéri de ses accidents.

Observation XXIV

Légère Intoxication saturnine. — Quatrième attaque de coliques. — Dépôt passager d'urates.

Moliver A., 39 ans, cérusier, entré le 6 avril 1880 à Lariboisière, Salle Saint-Landry, 20.

Ne travaille dans le plomb que depuis 27 mois. Liseré saturnin. Très légère teinte subictérique. Coliques violentes avec une constipation opiniâtre et rétraction du ventre. Urines foncées au début deviennent ensuite très pâles et très abondantes. Jusqu'au dix avril, les urines sont très chargées d'urates.

Observation XXV

Saturnisme invétéré. — Troisième attaque de coliques de plomb. — Accidents divers. — Dépôt abondant et passager d'urates.

Thélin J., 39 ans, cérusier, entré le 16 juin 1880 à Lariboisière, salle Saint-Landry, 15.

Liseré gingival très prononcé. Rétraction du foie constatée à la percussion. Teinte ictéroïde de la peau et des conjonctives. Douleurs dans les articulations du genou, du coude et des pieds. Myosalgies violentes siégeant principalement dans les mollets. Coliques violentes, irradiées dans différentes directions avec constipation datant de plusieurs jours et rétraction de la paroi abdominale. Dysurie telle qu'on est obligé de sonder le malade pour avoir de ses urines. Cette dysurie s'était déjà manifestée lors des attaques précédentes de coliques. Urines rares et foncées. Au bout de quelques jours cette dysurie fit place à de la polyurie. Dépôt considérable et passager d'urates.

OBSERVATION XXVI

Intoxication saturnine légère. — Première attaque de coliques de plomb. Dépôt d'urates au début des accidents.

Collas, 24 ans, peintre en bâtiments, entré le 15 janvier 1880 à Lariboisière, salle Saint-Landry, 21.

Coliques violentes apparaissant pour la première fois. Pas de signes de cachexie. Urines foncées renfermant un dépôt d'urates très-abondant qui disparaît rapidement quelques jours après.

PATHOGÉNIE

L'intoxication saturnine chronique résulte de l'absorption lente et prolongée du plomb. C'est un état morbide caractérisé par une dyscrasie habituelle et une altération profonde du processus nutritif général.

L'anémie particulière qui se produit très rapidement au début de l'intoxication saturnine, est loin d'être un phénomène simple. C'est un processus morbide complexe, à facteurs multiples, une résultante, en un mot, et on ne saurait avoir une idée exacte de son intensité en n'appréciant qu'un seul de ses éléments constitutifs.

D'après les recherches que M. Malassez a faites sur le sang des saturnins, recherches présentées en 1873 à la Société de biologie dans une note intitulée : *Recherches sur l'anémie saturnine*, il a pu conclure ainsi : « l'intoxication saturnine produit dans le sang un certain nombre d'altérations, à savoir : diminution du nombre des globules rouges, c'est-à-dire de l'hypoglobulie, une augmentation dans leur volume, qui ne compense nullement, du reste, la diminution de leur nombre. On constate également une plus grande fixité des éléments globulaires et très probablement enfin une diminution dans l'activité circulatoire. » M. le professeur Bouchard est arrivé aux mêmes conclusions, et bien que ces deux auteurs diffèrent sur l'interprétation des faits, la constatation des altérations globulaires n'en reste pas moins acquise. Tandis que M. Malassez pense que l'hypoglobulie saturnine tient à l'altération par le plomb des organes formateurs des globules rouges, M. Bouchard soutient qu'elle est due à la destruction des globules ainsi que le prouvent les quantités considérables d'urochrome dans l'urine des intoxiqués, surtout au moment des accidents aigus de l'intoxication.

Ainsi donc, des globules altérés, moins ductiles, moins souples, moins nombreux, et, suivant Béchamp, que je cite textuellement, moins aptes à devenir le siège des échanges organiques, circulent dans des vaisseaux à parois rigides, épaissies, surtout aux extrémités de l'arbre artériel et l'activité circulatoire est ralentie.

Chacun de ces états pourrait, à lui seul, produire une forme d'anémie ; dans l'intoxication saturnine, ils se surajoutent. Aussi cette anémie précoce est-elle beaucoup plus grave que ne le ferait supposer la seule numération des globules rouges.

Donc, dès le début de l'intoxication-saturnine, comme conséquence de la présence du plomb dans les tissus et dans les organes, de l'influence du toxique sur les éléments anatomiques, comme effet de sa fixation dans l'organisme, probablement sous forme d'albuminate de plomb, résulte ce que M. le professeur Bouchard appelle un ralentissement de la nutrition générale. La désassimilation est diminuée dans des proportions considérables, les échanges physiologiques ne s'opèrent plus avec la même régularité qu'à l'état normal, et, ainsi qu'il a été prouvé par les recherches mentionnées plus haut, les globules rouges sont détruits. De cette diminution de la désassimilation et de la rapide

destruction globulaire qui l'accompagne, résulte cette anémie ordinairement précoce, constante chez les saturnins.

Débutant peut-être par des accidents d'imprégnation lo-
cale, rapidement suivis de cette anémie particulière qui ne
cessera plus, l'intoxication saturnine marche peu à peu
vers une cachexie dont le type lui appartient en propre et
qui se constitue plus ou moins rapidement suivant les
quantités de poison ingéré, ou le degré de résistance particulière à chaque individu. Que cette cachexie soit légère et
ne se traduise par aucune modification urinaire; qu'elle at-
teigne un degré de plus, les urines sont alors de la couleur
vieux vin du Rhin signalée par M. le professeur Renaut;
qu'elle soit profonde et alors accompagnée d'ictère hémaphéique avec urines diminuées de quantité, foncées en couleur, sa marche est souvent accélérée par des phénomènes
aigus qui font irruption quand survient une recrudescence
de l'empoisonnement. Cette recrudescence ne cesse que
lorsque l'équilibre est rétabli entre l'apport du poison et
son élimination régulière.

Et si, à ce moment, sur ce fond cachectique dont nous
parlons, que la cachexie soit légère ou profonde, viennent
évoluer des accidents aigus, quelle que soit leur nature,
plus ou moins intenses et passagers, la recrudescence de
l'intoxication se manifestera par des modifications urinaires
d'autant plus notables que la cachexie sera plus avancée.
Les globules rouges étant détruits en quantité plus considérable (ainsi que le prouve, d'après M. le professeur Bouchard, l'augmentation considérable de l'urochrome dans
l'urine), les éléments anatomiques ne reçoivent plus la
quantité d'oxygène qui est nécessaire à leur transformation

normale et complète, les combustions sont diminuées d'autant. Au lieu d'évoluer en urée, c'est-à-dire de subir leur évolution totale et de produire ainsi leur maximum d'effet utile, les principes de désassimilation ou déchets organiques, incomplètement brûlés, s'accumulent dans le sang et sont éliminés par les urines à l'état, soit d'acide urique ou d'urates, produits moins comburés. Quand il y a déglobulisation rapide, la combinaison organico-chimique des globules détruits avec les albuminoïdes du sérum est rompue, une hyperalbuminose sanguine relative en est la conséquence, l'albumine en excès tend à s'éliminer par les urines.

L'observation XV que j'ai rapportée me paraît surtout absolument concluante sous ce rapport. Trois albuminuries passagères sont successivement observées : la dernière, celle que j'ai observée, est accompagnée d'une quantité considérable d'urochrome : toutes sont survenues pendant un accident aigu et témoignent, selon toute vraisemblance, d'une destruction globulaire suractivée. La diminution très notable de l'excrétion de l'urée et l'hypothermie concomitante semblent marquer la diminution des combustions vitales et le ralentissement général de la nutrition.

Ce n'est pas à dire pour cela que l'albuminurie ne se rencontre que dans les cas où des accidents aigus viennent s'enter sur un état plus ou moins cachectique. On trouve en effet, et fréquemment, de l'albumine dans les urines des saturnins quand la cachexie est arrivée à un haut degré, et que derrière la cachexie propre de l'intoxication saturnine, il en existe une autre, cachexie anémique secondaire, avec des œdémes multiples, caractéristiques d'une hypoglobulie parvenue à son summum.

L'albuminurie passagère, intermittente même, peut exister aussi parmi les symptômes de la néphrite saturnine constituée. Les exemples de cette néphrite sont nombreux et tous les auteurs ont relaté sa marche parfois rapide et les accidents urémiques à formes variées, exceptionnellement brusques, qui venaient la terminer le plus souvent. J'ai manifesté plus haut l'intention de ne pas m'y arrêter.

Je ne prétends pas non plus expliquer d'une manière irréfutable pourquoi tous les sujets soumis à l'intoxication saturnine ne deviennent pas des rénaux. Cette question exigerait, pour être traitée, une expérience et une autorité qui me manquent. Toutefois, je crois rationnel de dire :

Qu'en raison d'une résistance variable avec chaque individu, tel poison peut agir chez l'un et ne pas agir chez l'autre.

Que l'excrétion transitoire d'albumine, d'acide urique ou d'urates n'entraîne pas fatalement l'établissement de lésions rénales.

Que l'élimination du plomb peut se faire par d'autres voies que les voies d'excrétion ordinaires.

Du reste, quoi qu'en aient dit certains auteurs, le rein n'est pas l'organe le plus spécialement intéressé par le plomb.

Déjà Gusserow (dans un travail inséré dans les Archives de Virchow, 1861) admettait une affinité et une accumulation prépondérantes du plomb dans les muscles striés et lisses. Plus tard Heubel (Pathogénie et symptômes de l'intoxication saturnine chronique, Berlin 1871) soutint que le rein ne viendrait qu'en deuxième ligne dans la liste des organes où l'analyse chimique a décélé la présence du plomb. Les expériences et les observations de Rosenstein publiées dans les Archives de Wirchow (1867) ont montré que le rein peut être parfaitement sain dans l'intoxication saturnine; il a d'ailleurs trouvé moins de plomb dans cet organe que dans le cerveau, qui n'est certes pas un organe d'excrétion. Depuis cette époque, MM. Mayençon et Bergeret ont donné (Recherches du plomb dans les sécrétions, Lyon médical, 1873) le compte rendu de leurs expériences sur des lapins et sont arrivés aux conclusions suivantes :

Les sels saturnins, après un usage longtemps prolongé, donnent *parfois* dans les reins et l'urine des traces de plomb.

Le plomb absorbé semble imprégner plus spécialement le foie et la rate.

Je ne veux retenir de ces conclusions que ce seul fait : le rein n'est pas la partie principalement intéressée, il semble, au contraire, que ce soit l'organe le plus oublié. Aussi me semble-t-il, que dans le mode d'expérimentation de M. A. Ollivier, il n'y a pas la reproduction fidèle et exacte de ce qui doit se passer chez les ouvriers cérusiers, et que les conclusions qu'il en a tirées ne sont pas absolument légitimes.

En effet, M. Ollivier sature de céruse de petits organismes; l'ouvrier cérusier n'en absorbe que de très légères parcelles, mais il s'en imprègne forcément par la continuité d'absorption du poison. Les sujets de ses expériences sont soumis à un empoisonnement aigu, les saturnins s'in-

toxiquent lentement, et dans tous les cas d'empoisonne-
ments aigus, des causes multiples peuvent amener l'albuminurie. Il conclut en disant : « l'expérimentation prouve
l'irritation rénale par le plomb et altération rénale secondaire d'où albuminurie. Si au lieu de séjourner dans le
rein, le plomb traverse seulement l'organe, au lieu d'une
albuminurie persistante liée à une lésion persistante, nous
n'aurons qu'une albuminurie passagère liée à une lésion
passagère elle-même. » Ce que j'ai dit plus haut des dif-
férences entre un empoisonnement aigu et une intoxication
chronique, les opinions des auteurs précédemment cités,
critiquent suffisamment les conclusions de ce remarquable
mémoire, je crois inutile d'y insister. M. A. Ollivier a
écarté tout d'abord l'idée d'un trouble de la nutrition générale, d'une cachexie invoquée pourtant avant lui par
Grisolle, pour rattacher uniquement à une cause purement
rénale, l'albuminurie transitoire des saturnins. A ce pro-
pos, M. le professeur Jaccoud a fait remarquer que si
cette albuminurie était due à l'irritation produite par le
passage du plomb à travers le rein, les composés plombi-
ques administrés dans un but thérapeutique détermine-
raient de l'albuminurie, ce qui n'existe pas.

M. E. Gaucher, dans le travail qu'il a intitulé « Altérations de l'urine chez les saturnins » après avoir relaté les opinions d'Ollivier sur l'irritation rénale par le plomb, celles de
Gubler sur l'hypoalbuminose cachectique pour expliquer l'albuminurie transitoire, s'exprime ainsi dans ses conclusions :

1° Dans l'intoxication saturnine, la nutrition et la désassimilation sont considérablement diminuées. La den-
sité de l'urine est abaissée. L'excrétion de l'urée, du

chlore, de l'acide phosphorique est au-dessous de la normale.

2° Il existe une déglobulisation considérable pendant la période active de l'intoxication, d'où proviennent l'ictère saturnin hémaphéique et la coloration urinaire.

A ces deux causes, il faut rattacher l'anémie précoce des saturnins.

3° La sécrétion urinaire présente deux phases distinctes : oligurie et coloration foncée des urines pendant la phase active de l'intoxication ; polyurie et urines pâles avec intermittences d'urines foncées dans une deuxième phase.

4° On observe chez eux, plus souvent que l'albuminurie brightique permanente (albumine rétractile), une albuminurie transitoire avec albuminurie non rétractile.

Cet auteur signale bien dans son mémoire des cas où il a constaté une augmentation d'acide urique ou d'urates, dont il rapporte même quatre observations probantes. Il l'attribue, avec Gubler, à l'évolution incomplète des substances albuminoïdes. Et cependant, il n'en prétend pas moins que la quantité d'acide urique est diminuée dans l'urine des saturnins. Enfin, il a noté la fréquence de l'albuminurie transitoire sans la rapprocher suffisamment, à ce qu'il me semble du moins, de la destruction globulaire plus active dont il a signalé lui-même la coïncidence avec les périodes aiguës de l'intoxication, caractérisées, dit-il, par l'ictère hémaphéique et la présence de l'urochrome dans l'urine.

Il n'a pas, je crois, séparé assez complètement les accidents aigus, de la période chronique du saturnisme, de là, l'absence de différenciation des modifications urinaires qui peuvent survenir pendant ces étapes si diverses de l'intoxication saturnine. Ces réserves faites, je me rallie entièrement au fonds de son travail et au reste de ses conclusions.

CONCLUSIONS

Les conclusions de cette thèse ressortent de l'exposé que j'en ai fait. Elles portent sur trois points :

Les modifications urinaires dans les accidents saturnins aigus.

Leur pathogénie.

Leur terminaison.

1° Lorsque la cachexie particulière de l'intoxication saturnine chronique est constituée (elle est ordinairement précoce et plus ou moins rapide et profonde selon les résistances individuelles ou les quantités de poison ingéré), en général toutes les fois qu'il y aura apparition d'un accident aigu plus ou moins intense, plus ou moins passager, l'urine sera modifiée dans son type d'autant plus que la cachexie sera plus accusée. Il y aura, à titre passager, soit albuminurie, soit excrétion plus considérable d'acide urique ou d'urates ;

2° L'albuminurie transitoire paraît provenir d'une altération hématique profonde, d'une destruction globulaire plus considérable et momentanée.

L'augmentation momentanée d'acide urique ou d'urates, sous forme de sédiments uratiques, semble liée à un ralentissement plus grand des combustions vitales et à une transformation incomplète des matières albuminoïdes de désassimilation, au moment de l'épisode aigu ;

3° Le pronostic de ces altérations urinaires est relativement et momentanément bénin. Elles sont de courte durée et dénotent une augmentation de la cachexie, ou plutôt son passage à l'état aigu.

Elles n'aboutissent pas plus fatalement à la néphrite saturnine qu'à la cachexie ultime à son summun d'intensité, qui me semble être cependant sa terminaison la plus rationnelle.

Imprimerie A. DERENNE, Mayenne. — Paris, boulevard Saint-Michel, 52.